DE LA PRÉPARATION

DES

PRINCIPAUX EXTRAITS

DU CODEX,

PAR E. SABATIER,

ÉLÈVE EN PHARMACIE.

Labor et patientia.

—▸✕◂—

Mémoire couronné par la Société des Pharmaciens du Doubs.

—▸✕◂—

BESANÇON,

IMPRIMERIE ET LITHOGRAPHIE DE J. JACQUIN,

Grande-Rue, 14, à la Vieille-Intendance.

—

1875.

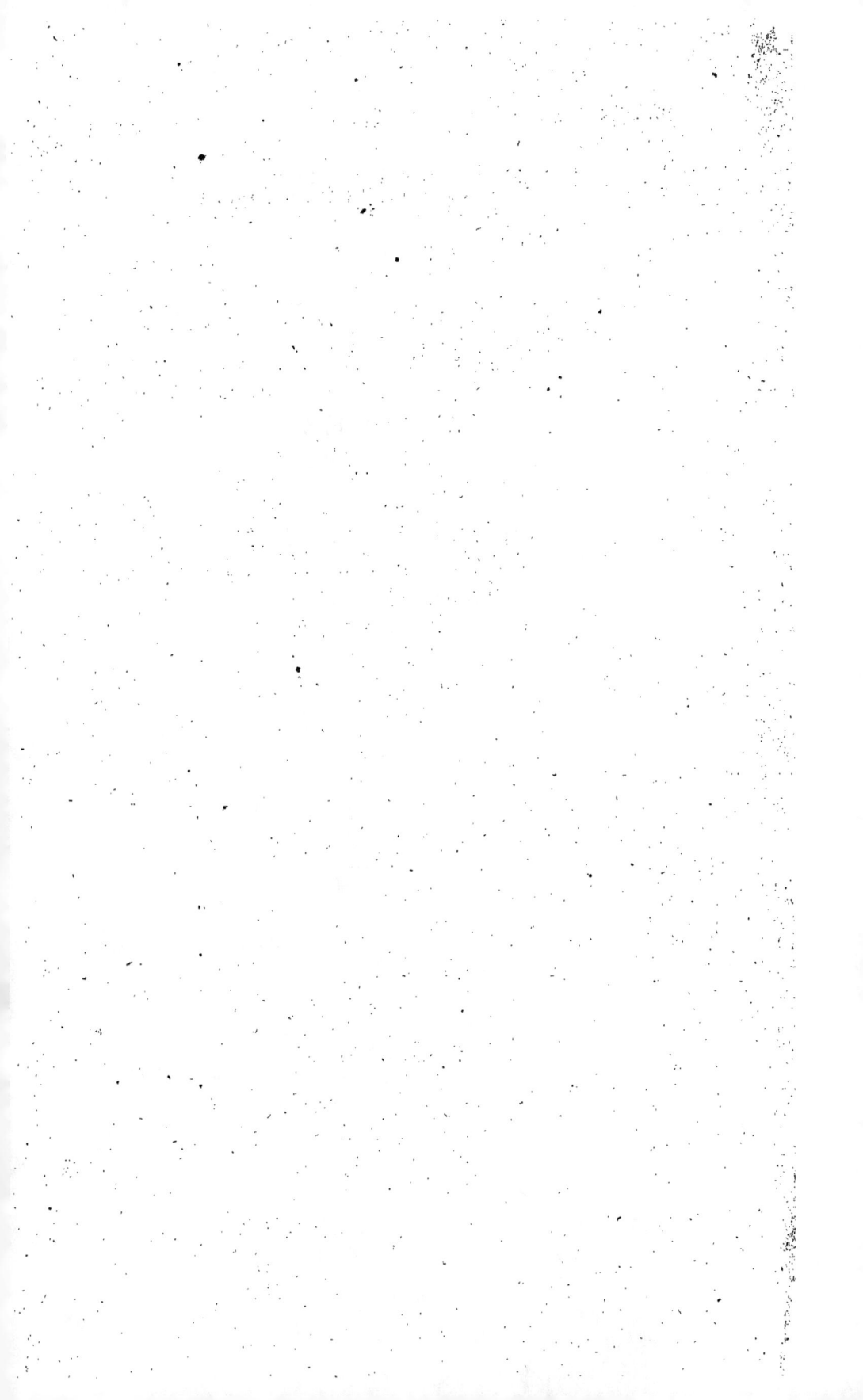

DE LA PRÉPARATION

DES

PRINCIPAUX EXTRAITS

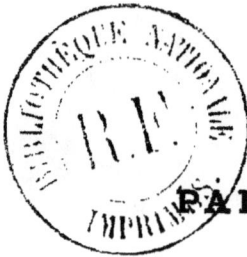

DU CODEX,

PAR E. SABATIER,

ÉLÈVE EN PHARMACIE.

Labor et patientia.

————— ▸—✕—◂ —————

Mémoire couronné par la Société des Pharmaciens du Doubs.

————— ▸—✕—◂ —————

BESANÇON,

IMPRIMERIE ET LITHOGRAPHIE DE J. JACQUIN,

Grande-Rue, 14, à la Vieille-Intendance.

—

1875.

A MES PARENTS.

E. SABATIER.

DE LA PRÉPARATION

DES

PRINCIPAUX EXTRAITS DU CODEX.

Le Codex range tous les extraits pharmaceutiques dans quatre grandes catégories, suivant qu'on les a obtenus au moyen des sucs des plantes, ou par l'eau, ou par l'alcool, ou par l'éther. Dans cette étude, nous suivrons le même ordre ; à propos de chacune des méthodes nous ferons quelques réflexions générales, puis nous étudierons individuellement chacun des extraits importants obtenus par cette voie.

CHAPITRE Ier.

EXTRAITS OBTENUS PAR L'ÉVAPORATION DES SUCS.

Le premier procédé mentionné par le Codex, celui aussi sans doute qui a été le premier dans l'ordre des temps, consiste à tirer des sucs des plantes fraîches les substances actives qu'ils contiennent. Ces sucs, obtenus par écrasement et expression, peuvent être traités de deux manières : ou bien on les évapore simplement à une chaleur douce, de façon à les amener à l'état de consistance molle, sans leur enlever autre chose que l'eau en excès ; ou bien on provoque par une chaleur un peu vive la formation d'un coagulum albumineux qui se précipite, entraînant avec lui des matières accessoires réputées inertes. Dans le premier cas, on a les extraits avec la fécule verte ; dans le second, on obtient les extraits de sucs dépurés.

Le premier mode de faire, employé et perfectionné par Stœrk, a conservé son nom. Voici comment agissait ce praticien : exposant tout d'abord ses sucs à une chaleur vive, il faisait coaguler immédiatement l'albumine, qui entraînait avec elle la chlorophylle ou fécule verte ; il enlevait le coagulum, après quoi il continuait au bain-marie l'évaporation de la liqueur ; vers la fin de l'opération, il réintégrait la fécule verte au produit obtenu.

L'ancien Codex avait voulu modifier cette vieille pratique en substituant l'évaporation à l'étuve à celle au bain-marie.

Nous ne comprenons pas trop le but de cette modification, qui n'avait d'autre avantage que de provoquer, grâce à la chaleur de l'étuve, une fermentation que le bain-marie prévenait. Sans doute on a compris le peu de bonheur de cette innovation, et, pour ne pas revenir sur une gaucherie, ce qui eût été l'avouer, les auteurs de la dernière édition du Codex ont pris le parti de supprimer purement et simplement les extraits obtenus avec les sucs non dépurés. Beaucoup s'en sont félicités ; beaucoup, enthousiasmés par les admirables progrès que la chimie a fait faire à la pharmacologie, ont applaudi en voyant disparaître ces monuments de l'ancienne polypharmacie, ces restes, bien rares maintenant, de l'ancienne tradition galénique. Pour nous, certes, nous sommes bien loin de regretter tout le fatras indigeste de la polypharmacie; cependant nous croyons qu'ici la proscription a été injuste. Sans doute, enlever dans un médicament les matières inertes, c'est bien faire ; mais précisément je voudrais savoir si ce coagulum albumineux, avec ce qu'il renferme, est véritablement inerte. Ces substances entraînées ne seraient-elles pas par hasard des adjuvants, des correctifs, que la nature a fait entrer dans ses formules à côté d'un principe particulièrement actif, et qui ne sauraient être distraits sans préjudice pour l'action de celui-ci ?

Un éminent thérapeutiste, M. le professeur Foussagrives, le dit spirituellement : « C'est le règne des » quintessences pharmacologiques, règne dangereux, » puisqu'il propage l'idée fausse que les alcaloïdes » représentent, condensée sous une énergie plus » grande, l'action complète de la poudre ou des sucs » qui les ont fournis. Ces formules sont bonnes ; la na- » ture, on peut le croire, les a faites en toute sim- » plicité et sans à priori doctrinaire ; elle y a mis une » bonne foi et un désintéressement qu'on ne trouve

» pas dans celles de la polypharmacie artificielle (1). »

Mais, dira-t-on, tout au moins l'albumine est bien inutile et peut être distraite sans inconvénient. A cela je ne répondrai qu'en citant quelques lignes extraites de l'introduction au remarquable ouvrage de M. le professeur Gubler : « L'albumine joue un rôle des plus » considérables dans le mécanisme des actions médica- » menteuses. A dose relativement massive, elle devient » un dissolvant pour les substances réputées insolubles » et même pour celles qui, en d'autres proportions, la » coagulent énergiquement. Non-seulement l'albumine » ne doit plus être proscrite rigoureusement de toute » formule contenant des substances coagulantes, mais » même, si l'on veut obtenir des effets généraux diffus, » il y aura souvent avantage à préparer d'avance la so- » lution albumineuse du principe actif, avec les précau- » tions exigées pour cette opération délicate (2). »

Voilà, je crois, de quoi faire excuser Stœrk pour une pratique qui pourrait au premier abord sembler défectueuse, et si je me suis permis cette longue citation, c'est qu'il m'a semblé assez piquant de répondre aux ennemis des anciennes pratiques, aux enthousiastes de la science positive, exacte, par la bouche même d'un des représentants les plus considérables et les plus autorisés de cette science qu'ils invoquent.

---

(1) FOUSSAGRIVES, *Traité de thérapeutique générale*, p. 53. Paris, 1875.
(2) GUBLER, *Commentaires thérapeutiques du Codex*. Introduction.

Enfin, laissant de côté toute interprétation théorique et ne consultant que l'expérience, nous pouvons affirmer que les extraits de Stœrk étaient d'excellentes préparations. Ainsi, entre ses mains, l'extrait d'anémone pulsatille a rendu des services bien réels contre les ophthalmies, l'amaurose, la paralysie. Aujourd'hui, ce même extrait, préparé d'après la méthode indiquée par les savants auteurs du Codex, est resté inactif entre les mains des cliniciens, à tel point qu'il n'est plus employé et n'est plus cité que pour mémoire. D'autres extraits, s'ils n'ont pas perdu toutes leurs propriétés, sont tout au moins devenus moins actifs que préparés par son procédé.

De tout cela nous croyons pouvoir conclure que la suppression de ce mode de préparation des extraits est une chose regrettable, et nous espérons bien le voir reparaître tôt ou tard.

Quoi qu'il en soit, puisque le Codex s'est prononcé, nous n'avons qu'à nous incliner. Passons donc sans plus de doléances aux extraits tirés des sucs dépurés, qui restent seuls maîtres du terrain.

Le manuel opératoire de leur préparation n'est pas très compliqué et ne comporte pas de longues réflexions. Le suc ayant été dépuré par la coagulation des matières albuminoïdes à une température de 70° environ, on enlève le précipité et on évapore doucement la liqueur qui reste, jusqu'à consistance d'extrait mou. Il importe, dans cette dernière opération, de ne pas dé-

*

passer la température de 70 ou 80° ; une chaleur plus élevée aurait pour résultat de rendre l'évaporation plus rapide, ce qui, certes, serait un grand avantage ; mais elle aurait aussi, en plusieurs cas, l'extrême inconvénient d'altérer des principes essentiellement importants.

Tous les praticiens ont remarqué que lorsque l'on veut, pour employer ces extraits, les dissoudre dans l'eau, on n'obtient qu'un soluté d'une transparence médiocre. C'est vraiment d'autant plus désagréable que la dépuration préalable semblait promettre des produits parfaiment dépouillés de tout corps inerte. Malheureusement les dépurateurs ont compté sans la nature ; les éléments et les principes associés par elle ne se séparent qu'à regret, pour ainsi dire, et en protestant à leur manière. Des particules ténues des substances insolubles dans l'eau ont échappé au caillot albumineux, sont restées en suspension dans le liquide, et, l'évaporation continuant, ont fini par s'incorporer à l'extrait. La solution de celui-ci les remet en liberté, et il en résulte un trouble très appréciable de la liqueur.

Pour obvier à cet inconvénient, qui d'ailleurs se présente aussi avec les extraits aqueux obtenus par infusion ou lixiviation, M. Lepage (de Gisors) a proposé le moyen suivant. La liqueur première est évaporée au bain-marie jusqu'à réduction des trois quarts environ. La partie qui reste est abandonnée au repos pendant vingt-quatre heures ; on décante, on filtre et on achève

l'évaporation. Il est clair qu'ainsi, grâce au repos de la
liqueur et à la filtration, on se débarrasse des matières
insolubles.

Quelques mots maintenant sur les plus importants de
ces extraits.

1° *Ciguë*. La mode, « cette reine et emperière du
monde, » comme disait Montaigne, exerce son influence
même sur la thérapeutique et sur la fortune des médicaments. Ainsi, à la fin du siècle dernier, prônée par
Stœrk, Collin et nombre d'autres, la ciguë jouit d'une
vogue extraordinaire ; avec elle on guérissait tout,
cancer, phthisie, scrofule, etc. Malheureusement, de
nombreuses déceptions refroidirent bientôt cet enthou-
siasme, et la ciguë tomba dans un discrédit d'autant
plus grand qu'elle avait été plus vantée.

Ces quelques lignes d'historique ne sont pas un hors-
d'œuvre. En effet, si l'on se demande la cause de ces
vicissitudes de gloire et d'abaissement par lesquelles est
passé ce médicament, comme bien d'autres, du reste,
on reconnaîtra certainement que l'inconstance et l'in-
fidélité de ses préparations, et particulièrement des
extraits, y entrent pour une très forte part.

Les travaux de MM. Devoy et Guillermond (de Lyon)
ont démontré combien l'action des divers extraits de
ciguë est irrégulière, et même combien parfois elle devient insensible. Il n'y a pas lieu, du reste, de s'en
étonner, si l'on songe que le principe essentiel, la coni-
cine, est volatil et très altérable à l'air ; que, d'autre

part, cet alcaloïde se trouve inégalement réparti entre les diverses parties de la plante, et varie notablement encore de quantité avec les différentes phases de la végétation. Enfin les fruits de la ciguë contiennent une quantité plus grande d'alcaloïde, et, chose curieuse, cet alcaloïde des fruits y prend un état moléculaire particulier qui le rend presque inaltérable. De tout cela il résulte nécessairement que des extraits préparés avec des parties différentes de la plante, recueillies elles-mêmes à des époques différentes, préparés aussi dans des conditions quelque peu variées de température et avec une rapidité plus ou moins grande, devront avoir des propriétés fort peu semblables.

Sera-ce une raison pour renoncer à un agent thérapeutique précieux, qui a rendu et peut rendre encore des services incontestables? Evidemment non. Les causes du mal étant connues, il est facile d'y porter remède. Et d'abord, que l'on convienne de chercher l'extrait exclusivement dans cette partie où les principes actifs sont plus abondants et en même temps moins altérables, c'est-à-dire dans les fruits. En second lieu, que la préparation se fasse le plus rapidement et à la température la plus basse qu'il sera possible. Grâce à ces précautions, on pourra obtenir des produits d'une action constante et toujours identique.

2° *Aconit.* — Nous aurons à faire des observations analogues à propos de l'aconit et de la belladone. Depuis vingt ans, les travaux de M. le professeur Schroff, de Vienne (1), ont démontré que la racine d'aconit est au moins six fois plus active que l'herbe de cette plante. Ils ont démontré également que les extraits obtenus au moyen des sucs sont beaucoup moins actifs que les extraits alcooliques : ceux-ci représentent toute l'activité de la plante, et leur action est, à poids égal, quatre fois plus énergique que celle des premiers. Cela étant posé et admis par tout le monde, nous ne comprenons pas qu'on n'ait pas tiré de ces données leur conclusion pratique, à savoir que l'extrait obtenu par les sucs de la plante doit être remplacé par un extrait alcoolique de la racine, jeune ou vieille.

3° *Anémone, belladone.* — Je ne cite que pour mémoire l'extrait d'anémone pulsatille, qui est aujourd'hui complétement inusité. Il est regrettable, du reste, que la thérapeutique expérimentale ne nous ait rien appris de précis sur l'action de cette plante, qui contient des principes énergiques.

La belladone fournit des médicaments plus importants ou du moins mieux connus. On prépare avec cette plante plusieurs sortes d'extraits, soit au moyen des sucs dépurés, soit par l'intermède de l'eau ou de l'alcool. Inutile de dire qu'il existait un extrait de sucs non dépurés supérieur à celui qu'on nous a laissé, mais qui n'a pas trouvé grâce pour autant devant les partisans de dépuration à outrance. Mais, abstraction faite de

(1) *Union médicale,* juin et juillet 1854.

ce dernier, il reste encore trois extraits de belladone.
C'est trop, nous semble-t-il. L'existence de plusieurs
médicaments portant le même nom, jouissant de propriétés thérapeutiques semblables, mais à des degrés
différents, est un luxe non-seulement inutile, mais dangereux. Aussi pensons-nous qu'il y aurait avantage à
choisir entre ces préparations similaires et à donner la
préférence à l'une d'elles, à l'exclusion des autres.

Pour la belladone, le choix serait facile. L'extrait des
sucs et l'extrait aqueux sont identiques, au dire de
M. Soubeiran ; l'extrait alcoolique leur est supérieur en
énergie ; cependant ce n'est pas lui que nous mettrions
en première ligne : au risque de nous faire ranger parmi
les don Quichottes qui se font les champions des vieilles
idées et des causes perdues, nous donnerions la préférence à une ancienne préparation maintenant oubliée :
nous voulons parler de l'extrait de semences de belladone. On aurait cependant aussi le choix de la racine
de belladone recueillie en automne, au moment où
toute la vie de la plante cherche un refuge contre l'in-
tempérie de la saison, concentre en elle tous ses principes actifs. De ce que nous venons de dire, il ne faudrait cependant pas conclure une règle générale trop
absolue : ainsi la graine de pavot ne renferme aucun
des alcaloïdes contenus dans la capsule, de même que
ce sera seulement chez les plantes bisannuelles ou vi-
vaces que la vie et les principes actifs de la plante seront condensés pour un temps dans la racine.

Les anciens employaient beaucoup plus que nous les fruits et les semences. Avant que la chimie, avec ses procédés rigoureux de dosage, le leur eût démontré, ils avaient compris que dans ces parties de la plante devaient se trouver condensés tous les principes qui la caractérisent. La semence n'est-elle pas, en effet, comme l'œuf chez les animaux, un être en puissance, à l'état virtuel, et la nature n'a-t-elle pas réuni là toutes les substances qui se trouvent diffuses dans l'individu ? C'est donc une sorte d'extrait qui s'offre à nous spontanément. Pourquoi n'utiliserait-on pas ce travail préparatoire, qui serait facilement complété ? L'expérience a, du reste, démontré que les extraits de semences, celui de belladone en particulier, sont des préparations fort actives, d'un effet sûr et constant, et enfin possédant toutes les vertus de la plante. Alors, que le Codex veuille bien revenir quelque peu sur une proscription injuste et mal fondée.

D'ailleurs il semblerait que les semences commencent à revenir en faveur. M. Hep, pharmacien en chef des hôpitaux de Strasbourg, avait remis en honneur un certain nombre de préparations de semences, et le monde médical les avait fort bien accueillies. Je ne citerai comme exemple que la teinture de semences de colchique, bien supérieure sous tous les rapports à la teinture ordinaire de bulbes. Malheureusement les funestes événements de 1870 arrêtèrent ses travaux ; mais espérons que tôt ou tard ils seront poursuivis et que nous verrons les semences reprendre le rang qu'elles méritent au point de vue pharmacologique. Le poëte n'a-t-il pas dit :

Multa renascentur quæ jam cecidère.

4° *Jusquiame, datura stramonium.* — Ces plantes ont avec la belladone les plus grandes analogies. Aussi donneraient-elles lieu à des réflexions à peu près identiques. Nous nous contenterons de recommander un soin tout particulier pendant l'évaporation de leurs sucs. En effet, la daturine, comme l'hyosciamine, sont facilement altérables par la chaleur. Nous nous réservons de dire, à propos des extraits aqueux, par quels moyens on peut obvier aux difficultés des longues évaporations ; mais nous devons dire dès maintenant qu'il est fort difficile d'obtenir des extraits irréprochables de jusquiame ou de datura. En effet, en poussant l'évaporation assez loin pour obtenir un extrait mou, on le rend presque complétement inerte, la chaleur ayant atteint les principes actifs; si au contraire on ne déshydrate pas suffisamment le produit, il s'altère rapidement, les alcaloïdes subissant en présence de l'eau une sorte de dédoublement qui leur enlève leurs propriétés, sans compter la moisissure, qui ne se ferait pas attendre longtemps. Il faut donc se tenir dans un juste milieu, ce qui exige une certaine délicatesse et un tact tout particulier. Il y aurait cependant un moyen bien simple d'éviter cette alternative cruelle, ce serait d'adopter exclusivement l'extrait alcoolique. D'une part on rendrait l'évaporation plus facile et plus rapide, et d'autre part on ne compromettrait en rien la conservation des principes importants.

5° *Chicorée, fumeterre, pissenlit.* — Ces extraits, peu importants par eux-mêmes, ne nous occuperont pas longtemps. Il faut dire, du reste, que le procédé adopté pour eux par le Codex doit être approuvé sans réserve. Ces plantes herbacées abandonnant facilement leurs sucs, il était naturel d'agir sur ces sucs mêmes. D'autre part, leurs vertus thérapeutiques n'étant pas très accusées, on ne devait pas craindre de les compromettre.

6° *Rhus radicans.* — L'extrait du suc dépuré de rhus radicans nous semble devoir être remplacé par une préparation plus sûre. Le principe actif de cette plante est tellement volatil qu'il s'exhale spontanément à la température ordinaire (1) et que ses simples émanations produisent des accidents. Tous ceux qui ont préparé cet extrait savent parfaitement que pendant la contusion des feuilles et de la tige, si la peau des mains ou de la face se trouve exposée à nu aux vapeurs qui se dégagent, il en résulte une série de phénomènes plus ou

(1) Les expériences du savant chimiste italien Ravini, faites au jardin des plantes de Turin, et confirmées par M. le professeur Van Mons, de Bruxelles, ont démontré que le gaz exhalé par cette plante est de l'hydrogène carboné, entraînant avec lui des particules d'un principe âcre particulier, dont le contact provoque la toux, le larmoiement, des éruptions vésiculeuses et érésipélateuses, etc.

**

moins graves. Ce n'est pas cette considération égoïste et timide qui nous fait repousser ce produit ; mais, étant donnée cette volatilité de l'élément essentiel, nous ne comprenons pas qu'on puisse espérer conserver à travers la chaleur du bain-marie une partie notable de cet élément. La seule préparation qui puisse avoir une certaine activité est la teinture alcoolique des feuilles fraîches.

7° *Laitue vireuse, brou de noix, trèfle d'eau.* — Nous ne dirons qu'un mot de ces trois extraits, complétement inusités. Le premier a été supplanté, et à juste titre, par le lactucarium d'Aubergier.

L'extrait de trèfle d'eau est un médicament assez anodin et que sans doute aucun procédé de préparation ne rendrait bien actif.

Quant à l'extrait de brou de noix, qui pourrait avoir plus d'importance, il présente un énorme inconvénient qui l'a fait à peu près abandonner, c'est que, en présence de l'air, il absorbe l'oxygène et se transforme en une masse inerte. Il est donc regrettable que le Codex n'ait pas avisé à remplacer cette préparation par une autre plus sûre et plus fidèle.

Tels sont les principaux extraits tirés des sucs dépurés. Le Codex aurait pu ranger dans cette catégorie encore un certain nombre de plantes, l'armoise, par exemple, herbe aqueuse, cédant facilement son suc, et par conséquent se prêtant parfaitement à ce mode de préparation d'un extrait.

CHAPITRE II.

EXTRAIT PRÉPARÉ PAR L'INTERMÈDE DE L'EAU.

Nous avons dit au début de ce travail que le procédé le plus naturel pour préparer les extraits consistait à les demander aux sucs mêmes des plantes. Mais cela n'est pas toujours praticable, soit que l'on ait affaire à des plantes peu aqueuses et cédant difficilement un suc peu abondant, soit que l'on ait à traiter des racines ou des plantes exotiques, qui ne nous arrivent que sèches. En pareil cas, il faut pour ainsi dire créer un suc artificiel en faisant dissoudre les principes actifs de la plante dans un liquide vaporisable. Evidemment ce liquide sera choisi tel qu'il dissolve les éléments importants du végétal. Celui dont l'idée s'est présentée tout d'abord à l'esprit, c'est l'eau.

On prépare par l'intermède de l'eau un nombre assez considérable d'extraits ; mais, selon le plus ou moins de solubilité des principes que l'on veut entraîner, on recourt, pour faciliter la solution, à des artifices différents. Dans certains cas on lessive la plante ou on la fait simplement macérer dans l'eau pendant un temps déterminé ; enfin, si les principes des plantes que l'on traite sont insolubles à froid, on porte l'eau à une température plus ou moins élevée, ordinairement jusqu'à son point d'ébullition. Voilà donc quatre modes de préparation des extraits aqueux : lixiviation, macération, infusion et décoction. Nous dirons quelques mots à propos de chacun d'eux.

Mais auparavant nous devons faire une remarque générale qui trouve son application quel que soit le procédé employé, et qui subsiste même lorsqu'au lieu d'eau on emploie l'alcool comme dissolvant. La qualité et la proportion des liquides extracteurs ne sont pas choses indifférentes. Ainsi on comprend facilement qu'on doit employer exclusivement l'eau distillée. Si l'on prenait de l'eau ordinaire, qui contient toujours des sels en plus ou moins grande abondance, ces sels se retrouveraient dans l'extrait après l'évaporation. D'un autre côté, la dose de liquide à employer doit être exactement déterminée. En effet elle doit être suffisante pour dissoudre tous les principes recherchés, sans cependant être excessive, ce qui aurait l'inconvénient de prolonger l'évaporation.

I. La lixiviation consiste à introduire la substance donnée dans une allonge, après l'avoir grossièrement pulvérisée; puis, l'allonge étant fixée sur un flacon, on verse sur les fragments entassés de l'eau froide qui traverse toute la masse, en s'emparant des éléments médicamenteux solubles, et arrive dans le flacon inférieur.

La quantité d'eau devrait de même être déterminée à l'avance, de façon à éviter les inconvénients que nous venons de signaler. Il ne reste donc plus qu'à évaporer la solution ainsi obtenue. M. Boullay a introduit dans cette opération des modifications dont l'exposé trouvera mieux sa place lorsque nous parlerons des extraits alcooliques.

II. La macération est applicable aux plantes sèches et fraîches. On les laisse pendant un nombre déterminé d'heures ou de jours en contact avec une certaine quantité d'eau, puis on passe avec expression et on évapore jusqu'à consistance d'extrait. Ce procédé devrait toujours être préféré lorsqu'on a le choix. En effet, comme on opère à la température ordinaire, on n'altère en rien la propriété des plantes. De plus on obtient des extraits qui, tout en étant assez abondants, sont de bel aspect, homogènes, exempts de grumeaux que l'on trouve souvent dans les autres, et enfin entièrement solubles dans l'eau. Cette dernière qualité s'explique fort bien par ce fait que dans la macération aucune violence, aucune action mécanique ne vient entraîner les substances insolubles.

III. La macération ne suffit pas toujours pour extraire des plantes sèches leurs principes médicamenteux. Dans ce cas on complète l'action du menstrue par celle de la chaleur ; la macération se complique de l'infusion. Cette dernière opération consiste à verser sur la plante qui a préalablement macéré une quantité donnée d'eau chaude. On obtient ainsi des principes insolubles à froid ou protégés par une matière fibreuse dont la chaleur seule peut les dégager. Nous venons de dire qu'on se servait d'eau chaude : ce mot est bien vague ; nous nous réservions de préciser plus tard. Le Codex parle

d'eau bouillante, c'est-à-dire à 100° ; une chaleur de 60°
nous semble suffisante pour l'effet qu'on se propose,
car une température de plus de 70° aurait pour résultat
de produire la coagulation de l'albumine, et alors les
substances actives, comme enrobées par le coagulum,
ne pourraient être retirées. On pourrait obvier à cet inconvénient en faisant plusieurs infusions successives et
habituer par le fait la plante à une chaleur de plus en plus
élevée, ou du moins à la même chaleur, mais réitérée un
certain nombre de fois. Ainsi le premier tiers de l'eau
sera versé sur la substance à 50°, le deuxième tiers à
70°; mais, se trouvant en contact avec la première partie
déjà froide, il n'aurait plus cette température une fois
en présence des principes actifs ; enfin la troisième
partie, à son tour, versée à 100° sur l'infusé froid, ra-
mènera à peine la température au-dessus de 50°. Cette
suite d'infusés aura retiré tous les principes actifs sans
risquer de précipiter l'albumine.

IV. C'est ce qui nous explique pourquoi la décoction,
si employée autrefois, l'est maintenant beaucoup moins.
On s'est aperçu que les extraits obtenus par ce procédé
étaient notablement moins abondants et moins riches.
Aussi ne recourt-on à cette méthode que lorsqu'il s'agit
de retirer des principes très fixes ou des résines capables de supporter impunément une température de
100°. Dans ce cas, vers la fin de l'opération, il convient
d'ajouter une quantité déterminée d'alcool, afin de
maintenir ces principes dissous. Inutile de dire que la

décoction, comme le mot l'indique, consiste à soumettre la substance donnée pendant un certain temps à l'action de l'eau bouillante.

Enfin, par l'une ou l'autre de ces méthodes, nous avons obtenu une solution qu'il reste à évaporer. Cette dernière opération est fort importante et demande certaines précautions ; aussi pensons-nous qu'on nous permettra à ce propos quelques observations générales. Ces observations seraient, du reste, applicables aux alcoolés et aux sucs dépurés, mais nous avons pensé qu'elles trouveraient mieux leur place ici, parce que c'est dans la préparation des extraits aqueux que l'évaporation est la plus longue et la plus difficile.

Le Codex recommande d'évaporer le plus rapidement et à la température la plus basse qu'il soit possible, sans du reste jamais exposer la liqueur au feu nu. Cette dernière condition est facile à remplir, et nous dirons une fois pour toutes qu'on opère au bain-marie. Mais pour concilier les deux premières règles, il est nécessaire d'avoir recours à des expédients particuliers.

Un excellent moyen d'abréger l'évaporation, c'est de fractionner les liqueurs extractives. Ainsi, au lieu de faire évaporer en même temps et d'un seul coup huit litres de liqueur, divisons-les en quatre portions, que nous soumettrons successivement à l'évaporation. Nous ne prétendons pas que le temps total nécessaire pour la volatilisation de l'eau sera moins long ; mais, quand nous disons que l'évaporation sera abrégée, nous entendons par là que chacune de ces fractions du soluté sera exposée à la chaleur moins longtemps que si l'on évaporait tout ensemble. Or, c'est là un avantage des plus considérables. On comprend facilement, en effet, que certains principes volatils et odorants, qui résisteraient parfaitement pendant quelques instants à une certaine chaleur, disparaîtront au contraire complétement s'ils subissent pendant plusieurs heures l'action de cette même température. Dans le même but, il faut agiter constamment la liqueur. Ce mouvement continuel exposant successivement toutes les couches de la masse liquide à l'action du calorique hâte l'évaporation. De plus, il prévient la formation de ces pellicules qu'on voit se produire dans la préparation de certains extraits, ceux de quinquina et d'opium, par exemple, et qui, empêchant le contact de l'air et de la surface liquide, arrêtent l'évaporation. Enfin, il est bon que les mêmes couches liquides ne restent pas longtemps de suite en contact avec l'oxygène de l'air, qui peut les altérer.

On a beaucoup parlé de cette action de l'oxygène, encore favorisée par la chaleur, et c'est précisément pour s'y soustraire qu'on a voulu substituer l'évaporation dans le vide à celle qu'on pratiquait à l'air libre. Nous ne nions pas que cette nouvelle pratique n'ait des avantages très sérieux, et nous pensons que ses inventeurs ont rendu un véritable service à la pharmacie. Cependant, quand on songe que l'ancien procédé donnait, après tout, de bons produits et que le nouveau exige des appareils dispendieux, on est forcé de s'avouer qu'il a bien peu de chances pour s'introduire dans toutes les officines.

Qu'on évapore dans le vide ou à l'air libre, on doit arrêter l'évaporation au même point. Tant qu'on voit se dégager de la vapeur d'eau, on peut être sûr que la chaleur interne de l'extrait est modérée; mais quand ce dégagement cesse, il serait imprudent de poursuivre, car on provoquerait ainsi la volatilisation des principes volatils et odorants; de plus, on enlèverait une certaine quantité d'eau, que j'appellerai volontiers eau de constitution, et qui est nécessaire pour la conservation de certains éléments de l'extrait. Ainsi, la règle générale sera d'amener les extraits à l'état de consistance molle, et l'on ne desséchera complétement que ceux qui sont connus pour se dessécher spontanément eux-mêmes ou pour n'avoir rien à craindre de la déshydratation.

Passons maintenant en revue les principaux extraits obtenus par l'intermède de l'eau.

1° *Gentiane, aunée.* — M. Bouchardat a fait remarquer que la gentiane et l'aunée se prêtent assez peu à la lixiviation. D'autre part, nous n'en sommes plus au temps où l'on croyait que l'agent actif dans la gentiane était le gentianin : il est parfaitement démontré aujourd'hui que c'est le principe volatil, fugace, trouvé par MM. Henry et Caventou. De ces deux raisons nous conclurons qu'il serait bon de remplacer l'extrait de gentiane par une autre préparation. L'aunée est absolument dans le même cas.

2° *Chiendent, bardane, patience, saponaire, réglisse.* — Toutes ces plantes ont ceci de merveilleux, c'est que toutes leurs préparations, quelles qu'elles soient, jouissent d'une égale efficacité. Ici pas d'alcaloïdes volatils, pas de principes fugaces que la moindre chose fait évanouir ; aussi, quelle vertu possédent ces extraits ! Ah ! Messieurs du Codex, vous, les dépurateurs par excellence, que ne dépurez-vous quelque peu notre pauvre matière médicale encombrée de toutes ces non-valeurs. A moins, toutefois, que vous ne soyez retenus par une sorte d'esprit de famille qu'on ne saurait blâmer; car ces pauvres plantes appartenaient, elles aussi, je crois, à la catégorie des dépurateurs.

3° *Douce-amère, bistorte, monésia, quassie amère.* — Nous ne nous arrêterons pas sur ces extraits, qui ne donnent lieu à aucune remarque importante. Nous nous contenterons de saluer en passant, à propos de la douce-amère, le nom d'un patriarche de la pharmacie bisontine, M. Desfosses. C'est, en effet, dans la tige de la douce-amère que ce chimiste distingué découvrait, en 1821, un alcaloïde commun aux solanées vireuses, et qu'il nomma de là solanine.

4° *Ratanhia.* — L'extrait de ratanhia, comme on dit généralement, ou de la ratanhia, comme disent MM. Trousseau et Pidoux, est certainement le plus important de la série. Obtenu par lixiviation comme les précédents, il

fait exception à la règle générale, en ce sens que, grâce
à la fixité de ses principes, il peut être amené impunément à l'état d'extrait sec. M. Dorvault rejette cette
pratique, prétendant que cet extrait, lorsqu'il est sec,
est moins soluble que lorsqu'il est mou. Nous reconnaî-
trons sans peine la justesse de cette observation jusqu'à un certain point ; mais nous affirmons qu'on peut
obtenir un extrait sec entièrement soluble. L'éminent
directeur de la Pharmacie centrale n'est pas sans savoir
qu'il existe certain de ses confrères nommé Grandval,
lequel prépare un extrait irréprochable sous ce rapport.
Et faut-il pour cela avoir recours à des moyens extraor-
dinaires ? Non, certes ! car nous-même, sans employer
d'autres procédés que ceux qui sont connus de tous,
avons obtenu chez notre premier maître, M. Maury, de
Lyon, un extrait en paillettes complétement soluble.
Nous avons, du reste, repris depuis cette préparation et
nous soumettons à MM. les membres du jury un échan-
tillon de ce produit (1).

L'extrait de ratanhia a un autre inconvénient plus
difficile à éviter ; c'est d'être peu maniable. M. Breton, de
Grenoble, a proposé un bon moyen de lui enlever cette
fâcheuse propriété, c'est tout simplement de remplacer

---

(1) Rien n'est plus facile d'ailleurs que d'obtenir la dissolution complète d'un extrait incomplétement soluble. Il suffit de traiter le résidu
par l'eau alcoolisée ; l'alcool vient aussi en aide à l'eau. Cet artifice trou-
verait particulièrement son emploi dans la préparation du sirop de ratanhia.

l'eau pure par l'eau sucrée dans la préparation de cet extrait. On a ainsi un produit contenant une petite quantité de sucre; or, cette substance étant douée de propriétés hygrométriques, on comprend qu'elle rend plus souple et plus maniable l'extrait dont elle fait partie intégrante.

Au procédé de M. Breton nous en préférerions un autre, indiqué par M. Perron, pharmacien militaire. Ce moyen consiste à incorporer à l'extrait une faible quantité de glycérine; la présence de ce liquide, doué de propriétés si remarquables, conserve l'extrait dans un état de mollesse satisfaisant, en même temps qu'elle le rend plus soluble et aussi le conserve sans altération.

5° *Extraits préparés par infusion : digitale, armoise, absinthe, etc.* — Le Codex applique l'infusion à un certain nombre de plantes, dont les principales sont la digitale, l'absinthe, l'armoise, la camomille et le séné.

Nous ne sommes pas le moins du monde adversaire de l'infusion ; mais pourquoi nous fait-on préalablement dessécher ces plantes? L'analyse chimique nous apprend d'avance, en effet, qu'elles contiennent pour la plupart une huile essentielle volatile, laquelle n'est pas l'élément le moins important de la plante. Or, si la dessication a pour effet de coaguler l'albumine, d'après Soubeiran, elle a aussi bien certainement pour résultat de faire évanouir les huiles essentielles. Il me semble donc qu'on ferait bien d'agir sur les plantes fraîches; on aurait ainsi au moins une chance de plus de conserver un principe médicamenteux qui n'est pas à dédaigner.

Evidemment, notre observation n'est pas applicable au séné, qui, en sa qualité de plante exotique, ne peut nous arriver frais. Elle n'intéresse pas non plus la bourrache, qui n'a pas d'huile volatile à perdre, hélas !

6° *Rhubarbe.* — Il existait jadis deux extraits de rhubarbe, l'un aqueux, l'autre alcoolique. Ce dernier était assez énergique, mais trop altérable ; aussi l'a-t-on supprimé. Reste l'extrait aqueux, que l'on prépare par macération ; mais, d'après M. Trousseau, il est à peu près inactif. Il serait bien étonnant qu'il en fût autrement, car l'eau ne peut dissoudre la résine, qui agit principalement dans la rhubarbe. Aussi, croyons-nous qu'il serait bon de revenir à l'extrait alcoolique, en lui ajoutant une certaine quantité de glycérine pour permettre sa conservation. Il y aurait peut-être mieux à faire encore, ce serait de supprimer purement et simplement l'extrait de rhubarbe. Ce produit est, en effet, bien peu employé et ne répond pas à un besoin pressant.

7° *Quinquina gris.* — Le Codex donne deux formules pour la préparation de l'extrait de quinquina gris ; selon que l'on suit l'une ou l'autre de ces formules, on obtient deux produits essentiellement différents par leurs propriétés.

Le premier est connu sous le nom d'extrait mou de quinquina ; c'est de beaucoup le plus employé. On le prépare ordinairement en faisant deux décoctions successives de l'écorce donnée et en évaporant ensemble les deux décoctés réunis.

Le second porte le nom d'extrait de quinquina sec ou sel essentiel de Lagaraye. Pour l'obtenir, on soumet l'écorce d'abord à une macération dans l'eau à 30°, puis à la lixiviation. On évapore la liqueur en consistance sirupeuse et on achève de dessécher à l'étuve.

Ces deux extraits diffèrent essentiellement, nous l'avons dit. En effet, tandis que la décoction enlève au quinquina tous ses principes actifs, y compris la quinine, la macération, au contraire, est impuissante à enlever cet alcaloïde ; aussi, tandis que l'extrait mou représente toute l'activité du quinquina, et par suite est un fébrifuge puissant, le sel essentiel de Lagaraye, particulièrement riche en cinchonine, n'est indiqué que comme tonique.

Dans la préparation de l'extrait mou, M. Lalieu, d'Anvers, prétend qu'on peut remplacer avantageusement la première décoction par une simple lixiviation à froid, puis soumettre le quinquina lessivé à une seule décoction ; on aurait ainsi, d'après ce praticien, un rendement supérieur, même avec une quantité moindre de dissolvant.

Nous serions médiocrement disposé à accueillir cette modification ; nous croyons, en effet, que l'extrait de M. Lalieu n'est pas identique à celui que donne le procédé du Codex ; il serait plutôt, d'après nous, comme un moyen terme entre le sel essentiel de Lagaraye et l'extrait mou, ce qui résulte naturellement de la combinaison des deux procédés dans sa préparation.

Ce n'est pas sans raison qu'on prescrit deux décoctions ; une seule, en effet, n'épuise pas entièrement le quinquina, et en particulier n'enlève pas toute la quinine. Or, nous savons que ce principe ne peut être enlevé qu'à chaud. Ainsi, la méthode hermaphrodite du pharmacien d'Anvers donne naissance à un produit bâtard mal défini, et qui par suite nous semble peu satisfaisant.

8° *Gaïac.* — La substance qui agit principalement dans le gaïac est évidemment la résine ; or, ce principe est très peu soluble dans l'eau ; aussi est-il nécessaire d'ajouter à l'eau qui doit servir de menstrue dans la préparation de cet extrait une certaine quantité d'alcool. Le Codex indique une partie d'alcool à 80° pour huit d'eau. Mais, dans l'évaporation, la majeure partie de cet alcool se trouve éliminée ; aussi, lorsqu'on veut dissoudre cet extrait pour l'employer, est-il nécessaire de recourir au même moyen, c'est-à-dire d'employer de l'eau alcoolisée.

9° *Opium.* — La macération qu'indique le Codex ne tire pas de l'opium tout ce qu'il pourrait céder. M. Plancat, de Toulouse, agissant comparativement sur l'opium de Smyrne, a obtenu par lixiviation 68 % d'extrait, tandis que la macération donnait seulement 56 %. Voici le procédé de ce pharmacien.

L'opium coupé en tranches minces, desséché au préalable et réduit en poudre grossière, est introduit sans être tassé dans un appareil à déplacement ; versez dessus quatre fois son poids d'eau froide ; laissez macérer pendant une heure ; ajoutez de l'eau jusqu'à ce que vous ayéz obtenu une liqueur pesant treize foîs le poids de l'opium employé. Concentrez la liqueur au bain-marie jusqu'à réduction de moitié de son volume ; filtrez et terminez l'évaporation au bain-marie.

Nous approuverions de tout point ce mode d'agir, s'il ne présentait un écueil ; au bout d'un certain temps de contact, l'opium et l'eau forment un magma qui ne cède plus rien. Il faudrait alors dessécher cette massè et reprendre l'opération ; mais il nous semble qu'on pourrait assez facilement prévenir cet accident en mélangeant à l'opium un corps inerte, du sable lavé, par exemple.

CHAPITRE III.

EXTRAITS ALCOOLIQUES.

Certains principes contenus dans les plantes officinales sont insolubles dans l'eau, les résines, par exemple.

Lorsque ces principes sont ceux qui agissent particulièrement dans la plante dont on veut préparer un extrait, il faut évidemment remplacer l'eau impuissante par un dissolvant approprié. Celui qui est le plus employé est l'alcool.

Tout d'abord se présente une question : si l'on se

trouve en présence d'une plante qui cède également ses principes essentiels à l'eau et à l'alcool, lequel de ces menstrues devra être préféré? Cette question ne laisse pas d'être embarrassante et peut être diversement résolue. Cependant l'expérience nous indique que, le plus généralement, les extraits alcooliques sont supérieurs en énergie aux extraits aqueux. On peut s'en rendre compte jusqu'à un certain point, si l'on songe que l'alcool dissout mieux les alcaloïdes et surtout les matières résinoïdes, si universellement répandues dans les plantes ; l'eau est sans action sur elles, de sorte que les extraits aqueux sont privés nécessairement de ces adjuvants et de ces correctifs naturels. Autre considération : l'alcool s'évapore plus vite que l'eau ; or, nous avons déjà eu occasion de dire que plus l'évaporation est rapide, plus elle se fait à une température relativement basse, plus on a de chances pour prévenir des altérations et des décompositions très regrettables.

La lixiviation et la macération sont les moyens ordinaires de faire agir l'alcool. Quelquefois on favorise l'action de ses propriétés dissolvantes au moyen d'une légère chaleur ; on opère alors au bain-marie d'un alambic. Nous ne répéterons pas ce que nous avons dit de ces méthodes à propos des extraits aqueux, mais la lixiviation alcoolique subit souvent une modification qui mérite notre attention ; nous voulons parler de la méthode dite de déplacement.

On a remarqué que si une substance réduite en fragments plus ou moins ténus est placée dans une allonge et imbibée d'un certain liquide, puis qu'on verse dessus une autre portion de liquide, le premier, ayant acquis une densité supérieure, tend à descendre et à laisser l'autre prendre sa place, tandis qu'il tombe lui-même dans le récipient situé sous l'allonge.

Or, dans la lixiviation alcoolique pure et simple, on a toujours à déplorer la perte de la portion d'alcool qui reste imbibant la substance, et de plus la perte des principes qu'aurait fournis cet alcool. Mais qu'on déplace par l'eau les dernières portions d'alcool, ce double inconvénient disparaît. Voilà en deux mots en quoi consiste cette méthode si avantageuse.

Nous ne répéterons pas ici ce que nous avons dit à propos des extraits aqueux sur la qualité et la proportion du liquide extracteur. Nous nous bornerons à faire remarquer que l'on n'emploie pas constamment de l'alcool à un même degré de concentration. On comprend très bien, en effet, que dans certains cas l'alcool à 60°, par exemple, soit suffisant pour dissoudre des principes médicamenteux, tandis que d'autres fois on aura besoin d'alcool à 80° pour atteindre le même but. L'évaporation a ici ce caractère particulier qu'elle commence par une distillation. Il est clair, en effet, qu'au lieu de laisser perdre dans l'air les premières vapeurs constituées par de l'alcool, on a tout avantage à les recueillir. Une fois la partie spiritueuse éliminée, on continue à l'air l'évaporation de la partie aqueuse qui reste.

Sur ce, examinons un peu en particulier les plus importants de ces extraits.

1° Nous rangerons dans une première catégorie les plantes narcotico-âcres, qui nous ont déjà fourni des extraits aqueux, c'est-à-dire aconit, belladone, jusquiame, datura stramonium et anémone. Il serait superflu de revenir sur ce que nous en avons déjà dit. Remarquons seulement que l'extrait alcoolique de ces plantes est supérieur à l'extrait aqueux, sans doute pour les raisons que nous avons indiquées plus haut. M. Loret (de Sedan), attribuant à la présence de la chlorophylle l'altérabilité de ces extraits, a proposé un moyen qui permet de les débarrasser de cette substance. Nous ne savons si cette chlorophylle est tellement funeste, mais il nous semble que ce serait payer bien cher son expulsion au prix de toutes les manipulations indiquées par M. Loret. La description la plus concise de son procédé comprendrait une page et demie; aussi croyons-nous pouvoir nous dispenser d'indiquer une méthode qui certainement fait le plus grand honneur aux talents chimiques de son auteur, mais qui non moins certainement est absolument inadmissible au point de vue pratique.

2° *Rue, sabine.* — Chacun admet que le principe actif de ces plantes est leur huile volatile. Or, nous le demandons, combien peut-il rester de cette huile dans un extrait de feuilles sèches, dont la préparation a nécessité l'application d'une chaleur assez élevée et pendant un

temps assez long ? Aussi, ces deux extraits sont-ils parfaitement inusités, et l'on s'en tient à l'administration
de l'huile elle-même. Mais alors, pourquoi conserver
dans notre Codex scientifique des formules qui sont en
contradiction flagrante avec les notions les plus élé-
mentaires et avec le bon sens lui-même ?

3º *Quinquina.* — Les extraits alcooliques des divers
quinquinas sont de beaucoup supérieurs aux extraits
aqueux correspondants. Outre qu'ils sont plus riches en
quinine et en cinchonine, ils contiennent de plus qu'eux
une résine qui, d'après M. le professeur Dupré, de Mont-
pellier, joue un rôle très important. Aussi, dans les
pays à fièvres intermittentes, cet extrait est-il employé
de préférence aux autres.

4º *Caïnça, ipécacuana.* — Nous nous demandons de
quelle utilité est l'extrait de caïnça, qui n'est pas plus
actif que la poudre elle-même de cette racine. Aussi
n'est-il presque jamais prescrit. Il en est à peu près de
même de l'extrait d'ipécacuana ; non qu'il soit inactif,
mais la poudre et le sirop suffisent à tous les besoins. Il
est vrai que ce sirop est préparé au moyen de l'extrait ;
mais alors relevons ici un des nombreux non-sens du
Codex. Si l'on prépare l'extrait d'ipécacuana par l'intermède de l'alcool, c'est que l'eau n'enlève pas à cette racine tous ses principes actifs ; on doit donc avoir dans
l'extrait alcoolique des principes importants insolubles
dans l'eau. Quand pour préparer le sirop avec cet extrait
nous le faisons dissoudre dans l'eau, ces principes se sé-

parent et restent sur le filtre. Le sirop ne contient donc, en définitive, que ce qu'aurait contenu un extrait aqueux ; à moins cependant que l'on ne fasse comme la plupart des praticiens expérimentés qui, suppléant au silence du Codex, se servent pour cette dissolution de l'extrait, non pas d'eau pure, mais d'eau alcoolisée.

5° *Polygala, salsepareille.* — Ces extraits ont cela de commun, qu'une chaleur prolongée leur enlève toute activité. Ainsi, chacun sait que la décoction de polygala est inerte ou à peu près, tandis que l'infusion agit énergiquement. De même, le principe actif de la salsepareille est sinon détruit, du moins fortement atteint par les longues ébullitions auxquelles on a l'habitude de la soumettre. Aussi, MM. Guibourt, Pelletier et Soubeiran ont-ils proposé de substituer la simple infusion de salsepareille à ces longues décoctions. Nous en conclurons qu'un extrait obtenu par une longue évaporation a bien des chances pour n'être pas très actif.

6° *Valériane.* — L'acide valérianique préexiste-t-il dans la racine fraîche de la valériane, ou bien se forme-t-il consécutivement, en présence de l'air, par une sorte de fermentation, tout comme l'essence d'amandes amères et l'acide cyanhydrique dans les semences de l'amygdalus amara? C'est ce que nous ignorons et nous ne pouvons juger entre M. Pierlot et ses contradicteurs. Mais ce que tout le monde sait, c'est que cet acide valérianique est un liquide huileux et volatil ; aussi comprenons-nous que cet acide soit en partie éliminé dans la préparation de l'extrait. Voilà sans doute pourquoi ce produit est jugé inférieur à la poudre pour l'efficacité et la constance de ses effets.

7° On pourrait en dire à peu près autant de l'extrait de scille, qui conserve, il est vrai, le principe le plus important, la scillitine, mais en perdant une huile volatile. Aussi la poudre est-elle encore plus employée que l'extrait. (Bouchardat.)

Les extraits de racine de buis, de colchique, de colombo, d'ellébore noir, de jalap, les extraits d'agaric blanc, de cantharides, de safran et de myrrhe, ne sont presque pas employés, pour des raisons analogues ou pour d'autres. L'extrait de coloquinte est inutile, puisque la poudre seule de coloquinte est déjà un médicament des plus violents. L'extrait de capsules de poivre blanc, inusité aussi, doit être préparé, suivant le Codex, avec les capsules sèches. Nous sommes plutôt de l'avis de M. Guibourt qui dit : « C'est lorsque les capsules sont » encore vertes et qu'elles ne font que commencer à » jaunir, qu'il faut les cueillir, et non lorsqu'elles ont » blanchi et séché avec la plante. » C'est, en effet, au moment indiqué par M. Guibourt que ces capsules sont le plus riches en principes actifs ; une longue végétation les appauvrit.

CHAPITRE IV.

EXTRAITS ÉTHÉRÉS.

Lorsque les principes actifs des plantes consistent en substances oléo-résineuses, on remplace l'alcool par l'éther, qui les dissout mieux. Les manipulations sont du reste les mêmes, à cette différence près que l'éther étant volatil à une température relativement peu élevée, son emploi prévient l'élimination des éléments volatils.

Les extraits éthérés sont en très petit nombre. Le plus important est celui de fougère mâle ; on le prépare en traitant par déplacement la poudre de rhizômes préalablement mondés ; on filtre la liqueur, on distille au bain-marie d'un alambic, en prenant bien soin d'éviter toute communication entre le feu et le récipient. On évapore le résidu dans une capsule, toujours au bain-marie. Ce produit, très sûr lorsqu'il est récemment préparé, devient rapidement inactif. Cela tient à l'altération de l'oléo-résine, altération qui se produit aussi bien dans les rhizômes mêmes que dans l'extrait. De là deux conclusions pratiques : exclure absolument les parties anciennes des rhizômes ; en second lieu, ne préparer qu'une petite quantité à la fois de cet extrait. A Genève, pour éviter l'un de ces inconvénients, on emploie la racine fraîche, mais après l'avoir soumise quelques instants à la chaleur de l'étuve.

L'extrait éthéré de semen-contra peut être une bonne préparation, mais la découverte de la santonine, qui possède ses propriétés à un degré élevé, l'a presque rendu inutile.

Il ne reste plus qu'à citer l'extrait de garou. Leclère, de Tours, a prouvé que les extraits aqueux et alcooliques de cette écorce étaient sans effet sensible, tandis que l'extrait éthéré jouit d'une activité remarquable. Mais les efforts de cet auteur et de M. Cazenave n'ont pu réussir à vulgariser cet agent thérapeutique.

CHAPITRE V.

DE LA VALEUR DES EXTRAITS FLUIDES DU COMMERCE.

Nous venons de passer en revue quatre classes différentes d'extraits, quatre procédés différents ayant pour but de les obtenir. On pourrait donc croire que le Codex n'a rien négligé pour répondre à toutes les exigences et que, grâce à sa sollicitude, tout est pour le mieux dans le meilleur des mondes pharmacologiques possibles. Cependant, le croirait-on, il s'est trouvé des gens qui n'ont pas été satisfaits, et qui ont prétendu combler une lacune dans notre pharmacopée.

Voici quels étaient leurs arguments :

1° La préparation d'un grand nombre d'extraits, d'après les procédés indiqués par le Codex, a pour résultat d'altérer ou de volatiliser des éléments importants qui ne peuvent supporter la chaleur nécessaire pour

l'évaporation. De là résultent des produits souvent in-
complets, quelquefois complétement inactifs.

2° Un grand nombre de ces extraits sont altérables, et
le temps les transforme en masses inertes.

3° Enfin ils ne disaient peut-être pas, mais ils pen-
saient *in petto,* que souvent ces extraits étaient d'un
emploi difficile, soit qu'on voulût les employer pour la
préparation des sirops ou des vins médicamenteux, soit
qu'on eût simplement à les dissoudre dans l'eau pour
une potion. Et malheureusement ces arguments sont
des mieux fondés ; l'étude que nous venons de faire des
divers extraits nous en a convaincu ; aussi, quelle que
soit notre vénération pour l'auguste accusé, le Codex,
sommes-nous obligé en conscience de nous ranger du
côté des plaignants et des témoins à charge.

Il ne suffit pas de signaler le mal, il faut y porter
remède. Dans l'espèce, ce remède consistait évidemment
à trouver une forme d'extrait qui réunît les avantages
des anciens, tout en échappant aux inconvénients indiqués. Il sembla qu'un extrait alcoolique conservé sous
forme liquide remplirait toutes ces conditions.

Cette idée n'était pas neuve : les pharmacopées
anglaise et américaine font mention dès longtemps de
de plusieurs *fluid-extracts* fort employés. Quoi qu'il
en soit, une fois émise chez nous, cette idée fit rapidement son chemin dans le monde pharmaceutique.
Chacun accueillait avec plaisir une réforme qui promet-
tait des économies de temps et d'argent : seul le Codex,

planant au-dessus de toutes ces misères sans s'en préoc-
cuper, ne parut pas soupçonner l'existence de la nouvelle méthode. On ne saurait trop déplorer ce silence, qui,
privant les nouveaux produits de tout caractère légal,
et les assimilant en quelque sorte à des marchandises
de contrebande, livrait leur préparation à l'arbitraire
le plus absolu. Chacun fit son extrait fluide à sa manière;
de là résultèrent des produits entièrement variables de
richesse, d'énergie, de sûreté. Nous pourrons nous en
convaincre en passant en revue les différents procédés
suivis pour leur préparation.

I. Le premier, qui n'est pas le moins employé, consistait à donner à la teinture le nom d'extrait fluide. Tel
est plus d'un extrait fluide destiné à la préparation
instantanée du vin de quinquina. Inutile de dire que
cet artifice mérite le blâme le plus sévère; nous ne
l'avons signalé que pour le flétrir : car nous ne croyons
pas devoir nous occuper davantage de ce pseudo-extrait.

II. D'autres, plus consciencieux, font dissoudre
l'extrait ordinaire dans une certaine quantité d'eau
alcoolisée : après quelques jours de contact ils filtrent,
et la liqueur obtenue est leur extrait fluide.

III. D'autres enfin font évaporer doucement les cola-
tures du Codex; quand la liqueur est arrivée à l'état de
consistance sirupeuse, ils lui ajoutent une certaine
quantité d'alcool, pour prévenir l'altération, et de l'eau
distillée, s'il est besoin, pour compléter un poids déterminé.

Ces procédés généraux sont modifiés par le caprice de chacun. Ainsi, une même quantité d'extrait fluide contiendra, selon son origine, 40, 50, 60 grammes de substances actives.

La quantité et la qualité de l'alcool ajouté n'ont rien de plus fixe ; l'un emploie de l'alcool à 50°, un autre à 30°. Enfin, il en est qui ajoutent du sucre, de la glycérine, etc. On doit comprendre combien les produits obtenus ainsi doivent différer d'aspect, de couleur, d'odeur, de saveur et d'action.

Mais tous ces produits sont passibles d'un même reproche ; ils abandonnent par le temps des dépôts souvent abondants. Et comment en serait-il autrement ? Les teintures elles-mêmes, qui contiennent environ 10 % de principes médicamenteux et qui sont fort riches en alcool, donnent bien lieu à de pareils précipités ; on peut donc bien s'attendre à la même chose pour ces extraits fluides, qui, peu riches en alcool, contiennent jusqu'à 50 % de substances dissoutes.

Cet inconvénient en entraîne d'autres : la précipitation d'une certaine quantité de principes appauvrit l'extrait, l'empêche d'être identique à lui-même ; de plus, le dépôt de matières organiques au milieu d'un liquide alcoolique peut donner lieu à une fermentation qui aurait pour dernier résultat l'acétification de la liqueur.

Enfin, lorsqu'on prépare ces extraits par le dernier procédé que nous avons indiqué, on s'expose, aussi bien

que dans les manipulations ordinaires, à volatiliser ou
à altérer les principes volatils, grâce à la longue application de chaleur que nécessite l'évaporation.

Si donc l'on veut que les extraits fluides aient droit à
occuper, dans notre pharmacopée, la place qu'ils méritent, il est absolument nécessaire d'abord d'adopter
un type unique de richesse de ces médicaments ; en
second lieu, d'éviter la précipitation des matériaux
extraits. Pour arriver à ce but, deux moyens sont indiqués : introduire dans la préparation une certaine
quantité de sucre, puis pratiquer une alcoolisation mé-
thodique. Nous proposerions, par exemple, la compo-
sition suivante pour 100 gr. d'extrait fluide : alcool pur,
10 gr. ; sucre, 40 gr. ; eau distillée, 30 gr. Le reste du
poids serait fourni par les substances extraites des cola-
tures, par une évaporation poussée avec ménagement
jusqu'à ce qu'on obtienne une liqueur de consistance
sirupeuse.

Un produit ainsi obtenu serait d'un emploi commode,
d'une transparence parfaite, d'un dosage facile, et, de
plus, complétement inaltérable. Il s'appliquerait surtout très facilement à la préparation rapide des sirops
peu usités que l'on ne peut préparer d'avance, comme
ceux d'absinthe, de bourrache, de bourgeons de sapin,
de cinq racines, d'œillets, etc.

Nous ne pouvons omettre de dire qu'on a voulu substituer la glycérine à l'alcool dans la préparation des
extraits. Les travaux remarquables de M. Duquesnel

montrent ce qu'on peut attendre de ce liquide, qui réunit avantageusement les propriétés de l'eau et de l'alcool. Dissolvant comme l'une les matières extractives, les sucres, les gommes et les sels; comme l'autre, les résines et les alcaloïdes, inaltérable et non volatil, cet excipient pourrait évidemment être employé avec avantage. Cependant, les glycéro-extraits n'ont pas eu de succès. Nous demandons néanmoins la permission d'en citer un qui a été assez apprécié : c'est l'extrait fluide de ratanhia. Voici sa préparation.

Prenez 1 kilog. de ratanhia en poudre, humectez avec 1 litre d'eau contenant 50 gr. de glycérine et 100 gr. de sucre. Après 12 heures de contact, placez en tassant dans l'appareil à déplacement et traitez par 4 litres d'eau composée comme la première. Evaporez jusqu'à consistance de sirop clair et filtrez après refroidissement, puis évaporez jusqu'à consistance de sirop épais. On obtient 630 gr. de produit.

Après ces considérations générales, examinons brièvement les principaux extraits fluides que nous livre l'industrie.

I. Les extraits fluides pour la préparation du sirop antiscorbutique sont depuis longtemps en circulation, et même la concurrence nous en a donné de plusieurs sortes. Leur richesse est variable ; ils contiennent, en effet, de 25 à 100 gr. d'extractif par litre ; mais les plus riches même ne le sont pas assez. En effet, le sirop type du Codex contient, pour 11 litres, 500 gr. d'extrait et

1,900 gr. d'alcool à 40°. Or, d'après les recherches de
M. Fontaine, les meilleurs de ces extraits fluides cou-
rants donneraient un sirop qui ne contient que 143 gr.
d'extrait et 1 litre d'alcool à 25° pour cette même quantité de 11 litres de sirop.

M. Mouysset, pharmacien à Paris, a récemment proposé un nouvel extrait fluide qui échappe à ces reproches. Cet extrait contient aussi la partie spiritueuse
aromatique qu'on a eu soin de recueillir par distillation,
pour ajouter, après coup, à l'extrait aqueux provenant
de la concentration des liqueurs restées dans le bain-
marie après la distillation.

II. Il existe de même un grand nombre de prétendus
extraits fluides de quinquina. Les uns, nous l'avons dit,
sont uniquement constitués par une teinture ; les autres
sont une dissolution de l'extrait ordinaire ; bien peu
méritent vraiment leur nom. On peut cependant arriver
à des produits capables de donner, par leur seul mé-
lange avec le vin ou le sirop, une préparation aussi
bonne que celle obtenue par les longues manipulations
du Codex. Ainsi, nous préparons chez M. Boisson,
d'après des formules à lui, des extraits fluides de quinquina pour vin et sirop, qui nous semblent véritablement irréprochables. Nous en soumettons d'ailleurs
des échantillons à MM. les membres de la commission ;
ils pourront s'assurer que ces produits contiennent absolument tous les principes du quinquina, même la matière odorante, qui a disparu dans les extraits ordinaires.

On nous permettra de leur joindre les quelques autres extraits de M. Boisson. Ce sont des extraits fluides de houblon, d'ipécacuana, de roses rouges. On remarquera que notre maître a parfaitement réussi à conserver la partie aromatique, que l'on chercherait en vain dans les extraits solides, et on verra qu'ils donnent des sirops et mellites médicamenteux exactement semblables à ceux obtenus par la méthode du Codex. Ajoutons que ces produits sont inaltérables et se conservent pendant des années sans rien perdre de leur valeur.

Le commerce ne nous livre guère d'autres extraits fluides ; nous ne pouvons lui en faire un reproche, puisque cette forme médicamenteuse n'a rien d'officiel. Mais nous espérons bien qu'une fois leur existence sanctionnée par le Codex, ces produits deviendront de plus en plus nombreux et prendront la place des anciens extraits, sinon toujours, au moins dans les cas où ces extraits solides donnent lieu à des reproches comme ceux que nous avons eu souvent lieu de leur adresser dans le cours de ce travail.

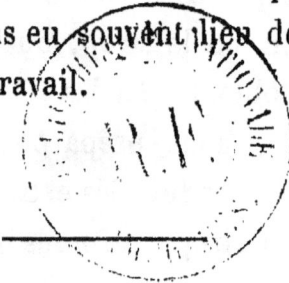

BESANÇON, IMPR. DE J. JACQUIN.

184

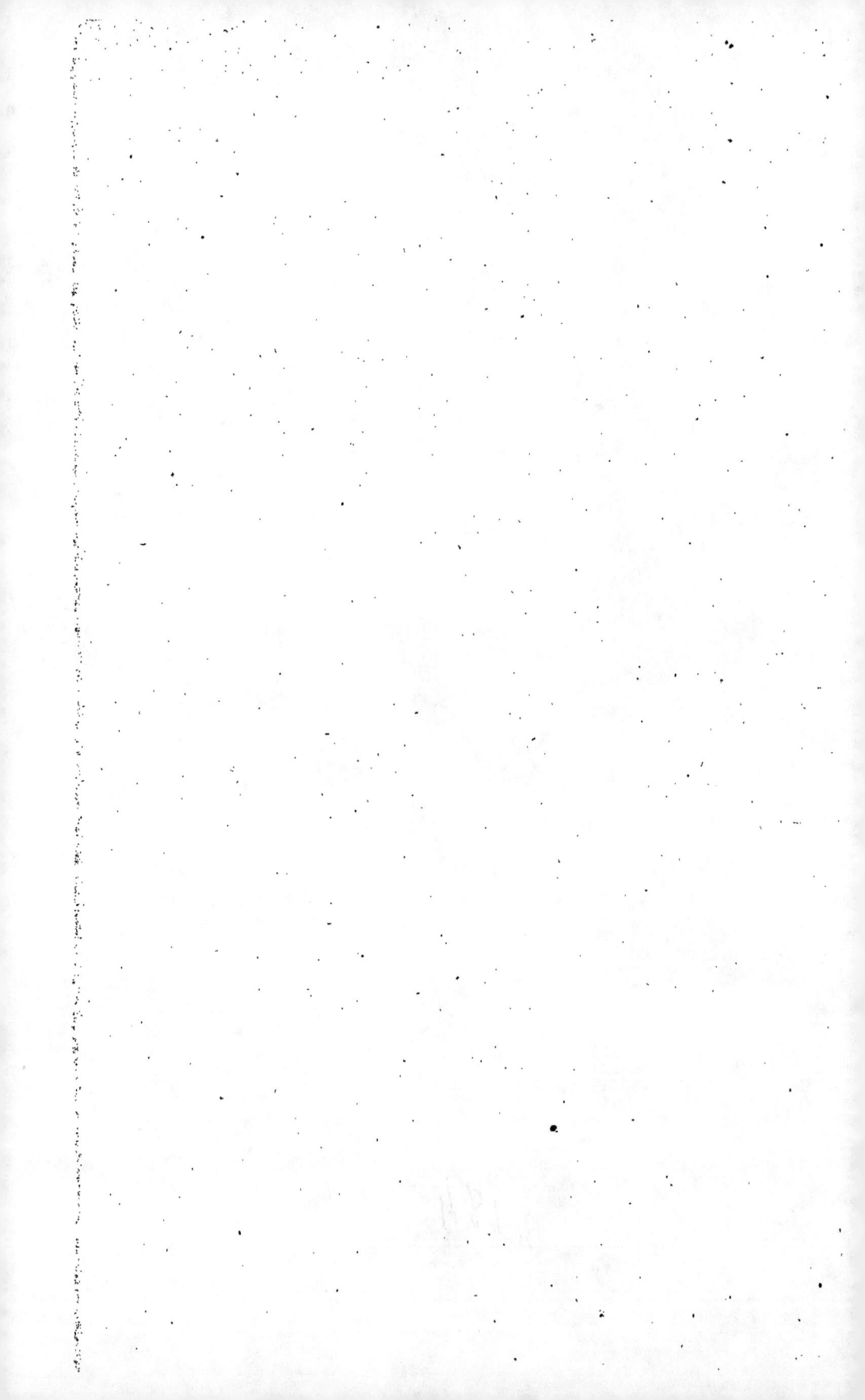

www.ingramcontent.com/pod-product-compliance
Lightning Source LLC
Chambersburg PA
CBHW032312210326
41520CB00047B/3041